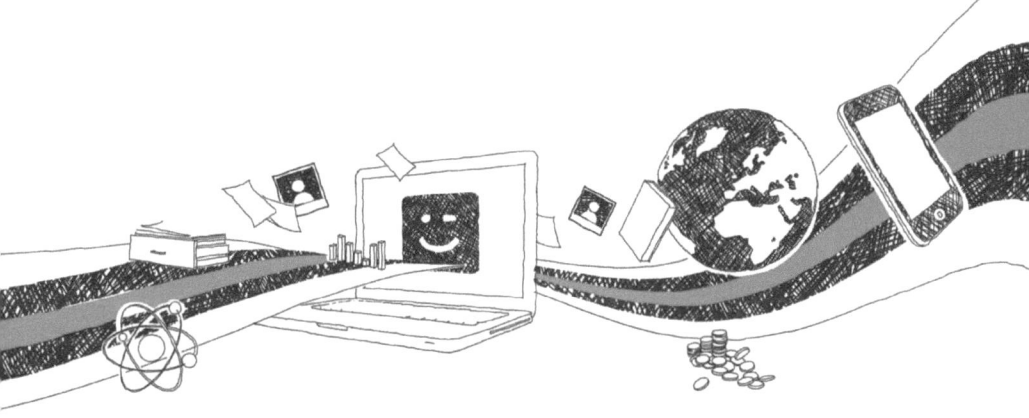
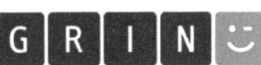

Swaantje Böhme

Steuern auf ungesunde Lebensmittel

Lösung der Fettleibigkeitskrise?

GRIN Verlag

Bibliografische Information der Deutschen Nationalbibliothek:

Die Deutsche Bibliek verzeichnet diese Publikation in der Deutschen National-
bibliografie; detaillierte bibliografische Daten sind im Internet über http://dnb.d-
nb.de/ abrufbar.

Impressum:

Copyright © 2012 GRIN Verlag GmbH
Druck und Bindung: Books on Demand GmbH, Norderstedt Germany
ISBN: 978-3-656-82121-2

Dieses Buch bei GRIN:

http://www.grin.com/de/e-book/282841/steuern-auf-ungesunde-lebensmittel

GRIN - Your knowledge has value

Der GRIN Verlag publiziert seit 1998 wissenschaftliche Arbeiten von Studenten, Hochschullehrern und anderen Akademikern als eBook und gedrucktes Buch. Die Verlagswebsite www.grin.com ist die ideale Plattform zur Veröffentlichung von Hausarbeiten, Abschlussarbeiten, wissenschaftlichen Aufsätzen, Dissertationen und Fachbüchern.

Besuchen Sie uns im Internet:

http://www.grin.com/

http://www.facebook.com/grincom

http://www.twitter.com/grin_com

Bergische Universität Wuppertal

Fachbereich Wirtschaftswissenschaft

Steuern auf ungesunde Lebensmittel:

Lösung der Fettleibigkeitskrise?

Seminar: Aktuelle Fragen der Gesundheitsökonomik

Abgabetermin: 14. Dezember 2012

Vorgelegt von: Swaantje Böhme

Inhaltsverzeichnis

I

Abkürzungsverzeichnis

BMI	Body Mass Index
Bspw.	Beispielsweise
Bzw.	Beziehungsweise
Ca.	Circa
Inkl.	Inklusive
Kcal	Kilokalorien
Kg	Kilogramm
M	Meter
Mind.	Mindestens
Mio.	Millionen
Ml	Milliliter
Mrd.	Milliarden
USA	United States of America
WHO	World Health Organization

Tabellenverzeichnis

1. Einleitung

In dieser Arbeit wird das Thema der Steuern auf kalorienreiche und nährstoffarme Lebensmittel, sowie die damit erhofften Auswirkungen auf die Gesundheit, insbesondere der Prävalenz von Adipositas innerhalb der Bevölkerung beleuchtet. Gesundheit nimmt in der heutigen Gesellschaft, welche durch die hohe Gewichtung dieses Themas auch als Gesundheitsgesellschaft bezeichnet werden kann, immer mehr an Bedeutung zu (Vgl. Kickbusch, 2006). Ziel der vorliegenden Ausarbeitung ist die Klärung der Frage, ob Steuern auf Lebensmittel zu einer Beseitigung der Fettleibigkeitskrise führen. Die Arbeit besteht aus drei Oberthemen, welche sich in unterschiedliche Unterthemen aufgliedern. Zunächst wird in Abschnitt 2 Adipositas und Übergewicht definiert. Anschließend wird die Internationale Prävalenz der Adipositas, die gesundheitlichen Auswirkungen dieser chronischen Krankheit und die damit verbundenen Ausgaben für das Gesundheitssystem vorgestellt. Im Abschnitt 3 wird dann auf die Versteuerung von Lebensmitteln eingegangen. Neben der Vorstellung der Verbrauchstendenzen zuckergesüßter Getränke und deren Gesundheitsfolgen, sowie des aktuellen Steuerstatus, erfolgt zuletzt die Nennung verschiedener Befürwortungen und Einwände an der Lebensmittelsteuer. Der letzte Abschnitt befasst sich zunächst mit der direkten, sowie der indirekten Preiselastizität der Nachfrage. Im Anschluss erfolgt eine Bestandsaufnahme vorhandener Studien, sowie abschließend die Bewertung der Ergebnisse dieser Studien.

2. Übergewicht und Adipositas

Adipositas oder auch Fettleibigkeit, bzw. Obesitas genannt, ist laut Weltgesundheitsorganisation (WHO) definiert als: „(…) the disease in which excess body fat has accumulated to such an extent that health may be adversely affected" (WHO, 2000, p. 6). Bei einer normalgewichtigen erwachsenen Frau liegt der Fettgewebsanteil am Körpergewicht unter 25% und bei einem Mann unter 20%, wird dieser Wert überschritten, ist diese Person folglich als adipös einzustufen (Vgl. Laessle & Lehrke, 2009; Wirth, 2003). In der Literatur wird zumeist nicht zwischen den Begriffen Übergewicht und Adipositas unterschieden. Übergewicht wird allerdings, anders als Fettleibigkeit, als überhöhtes Körpergewicht gemessen an der Körpergröße definiert (Vgl. Laessle & Lehrke, 2009). Mit Hilfe des Körpermassenindex, der sogenannte Body Mass Index (BMI), kann das Übergewicht oder die Adipositas eines Menschen sehr leicht klassifiziert werden.

Tabelle 1: Gewichtsklassifikation bei Erwachsenen anhand des BMI

Classification	BMI(kg/m^2)	
	Principal cut-off points	**Additional cut-off points**
Underweight	**<18.50**	**<18.50**
Severe thinness	<16.00	<16.00
Moderate thinness	16.00 - 16.99	16.00 - 16.99
Mild thinness	17.00 - 18.49	17.00 - 18.49
Normal range	**18.50 - 24.99**	**18.50 - 22.99**
		23.00 - 24.99
Overweight	**≥25.00**	**≥25.00**
Pre-obese	25.00 - 29.99	25.00 - 27.49
		27.50 - 29.99
Obese	**≥30.00**	**≥30.00**
Obese class I	30.00 - 34.99	30.00 - 32.49
		32.50 - 34.99
Obese class II	35.00 - 39.99	35.00 - 37.49
		37.50 - 39.99
Obese class III	≥40.00	≥40.00

Quelle: Eigene Darstellung in Anlehnung an WHO (BMI classification 2012)

Der BMI ist als der Quotient aus Gewicht und Körpergröße zum Quadrat (kg/m^2) definiert (Vgl. WHO, kein Datum; Bhattacharya & Sood, 2011). So beträgt beispielsweise der BMI eines 70 kg schweren und 1,75 m großen Mannes 22,86 kg/m^2 [BMI= 70 kg/1.75^2 m = 22,86 kg/m^2]. Wie in Tabelle 1 dargestellt, liegt er damit im Bereich des unteren Normalgewichts. Neben der Einteilung in Unter-, Normal- und Übergewicht, sowie bei einem BMI über 30 kg/m^2 in Adipositas, lässt sich auch der Grad der Fettleibigkeit ablesen. Mit jedem Grad der Obesitas erhöht sich das Gesundheitsrisiko. So haben Menschen mit Adipositas Grad I ein deutliches, mit Grad II bereits ein erhebliches und mit Grad III sogar ein extrem erhöhtes Gesundheitsrisiko (Vgl.Wirth, 2003).

2.1 Internationale Prävalenz

Die weltweite Verbreitung und die seit Jahrzehnten stetig anhaltende Zunahme von Übergewicht in der Bevölkerung, zeigt wie wichtig dieses Problem im Gesundheitssektor geworden ist (Vgl. Gellner & Domschke, 2008, p. 807; Hauner, 1996). Die Prävalenz von Fettleibigkeit in den verschiedenen Ländern weltweit variiert stark und erstreckt sich beispielsweise von „37% im Libanon (Mittelmeerregion), 32% in den USA (Nordamerika), 25% in Tschechien (Europa) bis 19% in Südafrika (afrikanischer Kontinent)" (Wiesner, 2008, p. 255). Die WHO schätzt: „The worldwide prevalence of obesity nearly doubled between 1980 and 2008. According to country estimates for 2008, over 50% of both men and women in the WHO European Region were overweight, and roughly 23% of women and 20% of men were obese" (WHO, 2012). International schätzt man, dass 1,1 Mrd. Erwachsene als übergewichtig und 312 Mio. adipös eingestuft werden müssen (Vgl. Bramlage, 2008). Die besorgniserregende Entwicklung der Prävalenz für Fettleibigkeit innerhalb der letzten Jahre, zeigt sich auch deutlich in den USA. Dort betrug sie 1991 noch 12% und verdreifachte sich in den folgenden Jahren auf 32% (Vgl. Wiesner, 2008). Fettleibigkeit gilt in den USA bereits seit längerem als Hauptursache für Morbidität und Mortalität (Vgl. Kiefer, et al., 2001). Auch in der Bundesrepublik Deutschland zeigt sich diese steigende Tendenz: 2008 wiesen 66,0% der männlichen und 50,6% der weiblichen Bundesbürger einen BMI über 25 kg/m² auf. Als adipös eingestuft wurden 20,5% (Männer), bzw. 21,2% (Frauen), jeder fünfte deutsche Erwachsene hat damit einen BMI über 30 kg/m² (Vgl. Rubner-Institut, 2008).

2.2 Die Auswirkungen der Adipositas und die damit verbundenen Kosten

Übergewicht wird oft als kosmetisches Problem gesehen, nicht aber als chronische Krankheit mit Komorbiditäten und Folgeerkrankungen, bei welcher das Mortalitätsrisiko erhöht ist (Vgl. Laessle & Lehrke, 2009; Wirth, 2003). Es zeigt sich aber bereits ab einem BMI von 25 kg/m² eine kontinuierliche Zunahme der Gesamtmortalität (Vgl. Willich, et al., 2001), sodass diese bei Adipositas (BMI $\geq$ 30) um 50 - 150% erhöht sein kann (Vgl. Kiefer, et al., 2001). Neben einer Vielzahl an Begleiterkrankungen wie Kardiovaskuläre Erkrankungen, Fettstoffwechselleiden, Diabetes mellitus oder auch Depressionen (Vgl. Wirth, 2003; Laessle & Lehrke, 2009; Hauner, 1996; Powell & Chaloupka, 2009), gilt Adipositas als wichtigster Promoter des Metabolischen Syndroms (Vgl. Hauner, et al., 2007). Hierbei tritt „eine Konstellation aus (…) Insulinresistenz, gestörter Nüchternglukose, erhöhtem Blutdruck und Hyperlipidämie" (Gellner & Domschke, 2008) auf, sodass sich das Risiko für kardiovaskuläre Komplikationen um das Dreifache erhöht (Willich, et al., 2001). Aufgrund des erhöhten Gewichts leiden Betroffene außerdem häufig unter Kurzatmigkeit, selbst bei geringer körperlicher Belastung, sie schwitzen stark und ermüden schneller. Die gesellschaftliche Benachteiligung in allen Lebensbereichen, führt zudem häufig zur Minderung des Selbstwertgefühls (Vgl. Hauner, 1996). Übergewichtige Menschen haben folglich einen enormen Leidensdruck (Vgl. Hauner, 1996).

Für das Gesundheitssystem eines Landes bedeuten diese hohe Anzahl an Betroffenen enorme Ausgaben, bei denen weniger die Adipositas als Hauptdeterminante dieser Kosten zu sehen ist, sondern die bereits erwähnten Komorbiditäten und Folgeerkrankungen (Vgl. Knoll & Hauner, 2008). Im folgenden werden die Kosten am Beispiel von der Bundesrepublik Deutschland im Jahr 2003 betrachtet. Knoll und Hauner (2008) unterscheiden in ihrer Krankheitskostenanalyse zwischen direkten und indirekten Kosten, die durch Fettleibigkeit oder den mit ihr assoziierten Krankheiten entstehen.

Tabelle 2: Gesamtkosten der Adipositas (Diskontrate: 6%)

Kosten	[Mio.]
Direkte Kosten	
Adipositas	85,710
Assoziierte Krankheiten	11265,000
Gesamt	11350,710
Indirekte Kosten	
Indirekt	1404,016
Gesamtkosten	
Gesamt	12754,726

Quelle: Eigene Darstellung in Anlehnung an Knoll und Hauner (2008)

Direkte, durch Adipositas verursachte Kosten (Kosten der zugelassenen Adipositas-Medikamente, der stationären Behandlung inkl. Reha-Maßnahmen und der ambulanten ärztlichen Behandlung), beliefen sich demnach auf 85,71 Mio. Euro. Die durch Fettleibigkeit mit verursachten Erkrankungen bzw. Erkrankungsgruppen: Hypertonie, Diabetes mellitus, kardiovaskuläre Erkrankungen, Schlaganfall, Kolonkarzinom, Karzinome der weiblichen Geschlechtsorgane, Prostatakarzinom, Gallenblase, Arthrose, Depression und Schlafapnoe (Knoll & Hauner, 2008), verursachten den größten Teil der direkten Kosten (11265 Mio. Euro). Hiergegen ist der Anteil der indirekten Kosten (durch Arbeitsausfall, Invalidität und vorzeitigem Tod im erwerbsfähigen Alter), an den Gesamtkosten eher gering (1404,016 Mio. Euro) (Vgl. Knoll & Hauner, 2008). Die Gesamtkosten von Fettleibigkeit und deren assoziierten Erkrankungen (12754,726 Mio. Euro), entsprachen im Bezugsjahr 2003 0,60% des Bruttoinlandsprodukts (2130 Mrd. Euro) Deutschlands (Vgl. Knoll & Hauner, 2008). Um eine weitere Ausdehnung dieser Kosten zu vermeiden ist es folglich empfehlenswert Adipositas kurativ zu behandeln und somit zu einer Gewichtsreduktion beizutragen. Genauso wichtig ist es aber präventiv zu handeln um Übergewicht und Fettleibigkeit erst gar nicht entstehen zu lassen. „Recent evidence based on cross-national data suggests that the rising rate of obesity is primarily the result of the overconsumption of calories" (Bleich, et al., 2008), es empfiehlt sich daher das Feld der kalorienreichen Lebensmittel und deren Verbrauch näher zu betrachten.

3. Steuern auf kalorienreiche und nährstoffarme Lebensmittel

Durch höhere Besteuerung kalorienreicher, aber nährstoffarmer Lebensmittel, wie zuckergesüßte Getränke (soft drinks), Snacks und Süßigkeiten, wird in einigen Ländern versucht den Überkonsum dieser einzudämmen (Vgl. Brownell, et al., 2009; Powell & Chaloupka, 2009; Jacobson & Brownell, 2000; Chriqui, et al., 2008). Hierbei sind mehrere Verfahrensweisen denkbar: Es kann eine hohe oder eine niedrige Steuer erhoben werden, gesunde Lebensmittel wie Obst und Gemüse können aus den Einnahmen der Steuern subventioniert werden oder die Erträge gelangen in den Gesamthaushalt. Die Steuer kann erst im Einzelhandel erhoben werden, im Großhandel oder bereits in der Produktion, sie wird aber in jedem Fall, in Form von Preissteigerungen an die Bürger weitergereicht und damit von ihnen getragen (Vgl. McElroy, 2000; Powell & Chaloupka, 2009; Brownell, et al., 2009).

3.1 Verbrauchstendenzen zuckergesüßter Getränke und deren Gesundheitsfolgen

Der Verbrauch von zuckergesüßten Getränken kann mit gesundheitlichen Gefahren wie Adipositas und Diabetes mellitus in Verbindung gesetzt werden, daher ist eine allgemeine Reduzierung des Verbrauchs empfehlenswert (Vgl. Brownell, et al., 2009). Zuckergesüßte Getränke werden laut Deutscher Gesellschaft für Ernährung (2011) als „kohlensäurehaltige Erfrischungsgetränke wie Cola-Getränke und Limonaden sowie solche ohne Kohlensäure wie Fruchtsaftgetränke, -nektare und Eistee bezeichnet, denen Zucker zugesetzt wurde. Ungesüßte Fruchtsäfte zählen nicht dazu. In Nordamerika werden diese Getränke hauptsächlich mit Maissirup (…) gesüßt, während in Europa hierfür zumeist Saccharose als Süßungsmittel verwendet wird." In den letzten Jahren hat der Verbrauch dieser Getränke weltweit zugenommen, so verdoppelte sich der Pro-Kopf-Verbrauch bspw. in den USA zwischen 1977 und 2002 in allen Altersgruppen (Vgl. Brownell, et al., 2009). Die Daten von 2005-2006 zeigten, dass Kinder dort täglich 172 kcal und Erwachsene 175 kcal durch diese Getränke zu sich nehmen (Vgl. Brownell, et al., 2009).

Ein positiver Zusammenhang zwischen dem Verbrauch zuckergesüßter Getränke und dem Körpergewicht lässt sich feststellen: „A prospective study involving middle-school students over the course of 2 academic years showed that the risk of becoming obese increased by 60% for every additional serving of sugar-sweetened beverages per day"

5

(Brownell, et al., 2009; Vgl. Ludwig, et al., 2001). Eine Studie in England, bei welcher durch schulbasiertes Eingreifen, der Verbrauch von 644 Schülern im Alter von sieben bis elf reduziert werden sollte, zeigte zwar keinen signifikanten Einfluss auf den BMI der Schüler, im Vergleich zur Kontrollgruppe wiesen sie allerding eine um 7,7% niedrigere und damit deutlich geminderte Inzidenz für Adipositas auf (James, et al., 2004).

Der Konsum zuckergesüßter Getränke und die dadurch verursachten Folgen für die Gesundheit können auf biologische, aber auch verhaltensorientierte Mechanismen zurückgeführt werden (Vgl. Brownell, et al., 2009). So zeigte sich, dass eine hohe Einnahme von raffinierten Kohlenhydraten wie Zucker, nachteilige metabolische und physiologische Auswirkungen hat und bspw. zum Anstieg des Blutdrucks führt (Vgl. Appel, et al., 2005). Getränke tragen anders als feste Nahrung nicht zur Tilgung des Hungergefühls bei. Werden bei Durst anstatt bspw. Wasser, zuckergesüßte Getränke verwendet, führt dies zu einer erhöhten Kalorienaufnahme, was bei hohem Verzehr unweigerlich zur Gewichtszunahme führt (Vgl. Brownell, et al., 2009). Neben diesen direkten Folgen für die individuelle Gesundheit kann der Konsum dieser Getränke zu chronischen nachteiligen Effekten bei Geschmackspräferenzen und besonders bei Kindern die kaum Wasser trinken, zu einer Abneigung gegenüber nährstoffreicheren aber weniger süßen Lebensmitteln (bspw. Gemüse) führen. Dies kann zu einer generell qualitativ minderwertigeren Ernährung führen (Vgl. Brownell, et al., 2009).

Eine Besteuerung dieser Lebensmittelgruppe und die dadurch erhoffte Reduzierung des Verbrauchs, ist daher wünschenswert.

3.2 Aktueller Status lokaler Steuern

In den Vereinigten Staaten werden wie bereits erwähnt, vor allem auf zuckergesüßte Getränke, Süßigkeiten und Snacks, Nahrungsmittelsteuern erhoben. Andere Länder wie Kanada und Australien erwägen eine allgemeine Umsatzsteuer; England, Irland und andere Länder der Europäischen Union eine Mehrwertsteuer auf bestimmte Produkte zu erheben (Vgl. Caraher & Cowburn, 2005; Leicester & Windmeijer, 2004; Andreyeva, et al., 2010). Es zeigt sich, dass vierzig Staaten der USA auf mindestens einer der drei oben genannten Lebensmittelgruppen Umsatzsteuern erheben: vierunddreißig Staaten besteuern Süßigkeiten, neunundzwanzig Kaugummi und fünfzehn Pommes Frites und Salzbrezeln. Weiterhin zeigte sich, dass die Steuern auf gezuckerte Getränke am höchsten (3,43 % in Lebensmittelgeschäften und 4,02% in Automaten), auf Snacks am niedrigsten (1,2 % in Lebensmittelgeschäften und 3,13 % in Automaten) waren und generell höher für die

Lebensmittel die in Automaten anstatt in Geschäften gekauft wurden (Vgl. Chriqui, et al., 2008). Schlüsselfaktoren zur Entwicklung einer wirksamen Politik, schließen die Definition der steuerpflichtigen Getränke, die Art der Steuer (Umsatzsteuer oder Verbrauchssteuer) und die Steuerrate ein (Vgl. Brownell, et al., 2009).

Brownell und Kollegen (2009) schlagen eine Verbrauchssteuer von einem Cent pro Unze (ca. 30 ml.) für zuckergesüßte Getränke vor. Alternativ wäre für sie eine Steuer auf Getränke, die eine Schwelle von zugesetztem kalorienreichem Süßungsmittel (in Gramm) oder von Kilokalorien pro Unze überschreiten, denkbar: Die Schwelle würden sie in diesem Fall bei einem Gramm Zucker pro Unze bestimmen. Der Vorteil der ersten Alternative besteht darin, dass sich diese Art der Steuer einfach durchsetzten lässt und den Verbrauch von Getränken ohne Kalorien, vor allem Wasser fördern kann. Beide vorgeschlagenen Steuern stellen einen Ansporn für die Getränkeproduzenten dar, die Menge an Zucker pro Unze eines zuckergesüßten Getränkes zu reduzieren. Neben dieser geforderten Steuer, besteht die Überlegung Getränke, die mit Süßstoffen (ohne Kalorien) anstatt Zucker gesüßt werden, ebenfalls zu versteuern. Bisher lassen sich allerdings keine eindeutigen negativen Effekte auf die Gesundheit feststellen. Es besteht aber die Sorge, dass diese Getränke ebenfalls wie bei zuckergesüßten Getränken die Vorliebe für süße Lebensmittel fördern. Zurzeit wird keine Steuer auf diese Lebensmittel gefordert, die aufmerksame Verfolgung künftiger Studien zu diesem Thema wird aber empfohlen, um zu prüfen ob zukünftig Steuern gerechtfertigt sein könnten (Vgl. Brownell, et al., 2009).

Bei der oben genannten Art der Besteuerung zeigen sich drei Nachteile: Verbraucher könnten die präferierten zuckergesüßten Getränke mit kostengünstigere Marken (keine Kalorienreduktion) oder größeren Gebinden, welche weniger pro Unze kosten, substituieren. Außerdem würden Sirupe die für Zapfstellen verwendet werden und bei denen somit häufig nachgefüllt wird, unversteuert bleiben (Vgl. Brownell, et al., 2009). Dennoch würde eine Steuer in Höhe von einem Cent pro Unze die Kosten eines 20-Unzen-Getränks um 15-20 % steigern. Dies würde sich besonders auf Konsumenten auswirken, die ein höheres Volumina verbrauchen und damit mit großer Wahrscheinlichkeit übergewichtig sind. Generell würden höhere Steuern zu größeren Erfolgen führen (Vgl. Brownell, et al., 2009).

Die Einnahmen einer nationalen Steuer in Höhe von einem Cent pro Unze, werden von Brownell und Kollegen (2009) allein im ersten Jahr auf 14,9 Mrd. $; von Jackobson und Brownell (2000) bei einem Cent pro 12 Unzen (360 ml.) auf ca. 1,5 Mrd. $ jährlich geschätzt. Letztere schätzen weiter, dass sich die Steuereinnahmen bei einem Cent pro

Pfund auf Süßigkeiten, Chips und anderen Snacks, auf 70 Mio. $ (Süßigkeiten), 54 Mio. $ (Chips) und 190 Mio. $ (Snacks) belaufen würden. In den meisten Ländern gehen die Einnahmen der bereits eingeführten Steuern in die Staatskasse: West Virginia verwendet die Getränkesteuereinnahmen bspw. zur Unterstützung der Medizin, Zahnmedizin und Krankenpflegeschulen; Tennessee nutzt einen Teil der Einnahmen zur Bereinigung der Autobahnen. Sie werden allerdings nirgends genutzt, um die Preise für gesunde Lebensmittel zu subventionieren (Vgl. Jacobson & Brownell, 2000).

Mehrere kontrollierte Feldstudien weisen allerdings darauf hin, dass niedrigere Preise gesunder Lebensmittel zu wesentlichen Zunahmen im Verbrauch dieser führen würden (Vgl. Powell & Chaloupka, 2009). Eine Reduktion der Preise für Früchte und Salat um 50% in der Cafeteria eines Universitätsbüros führte bspw. zu einer Verdreifachung der Verkäufe beider Güter (Jeffery, et al., 1994). Auch French und Kollegen (2001) zeigten, dass sich der Konsum von fettarmen Snacks bei 50%iger Reduzierung der Preise dieser Güter, in Automaten um 127% erhöht. Zumeist sind die Kosten solcher Interventionen außerdem sehr gering: Eine Kampagne welche Verbraucher ermutigte, auf Milch mit niedrigerem Fettgehalt zurückzugreifen, kostete bspw. lediglich 22 Cent pro Einwohner. Nach der 7-wöchigen Kampagne stieg der Marktanteil 1%iger oder entrahmter Milch von 18% auf 41%. Bezogen auf 200.000 Einwohner wären diese Kosten etwa so hoch wie eine Bypass-Operation (Vgl. Jacobson & Brownell, 2000).

3.3 Befürwortung und Einwände

Die Lebensmittelindustrie hat als bedeutender Standortfaktor eine strategische Machtposition, besonders bei der Debatte um lokale Steuern: Für die Staaten stehen bspw. Arbeitsplätze auf dem Spiel (Vgl. Jacobson & Brownell, 2000). Unter dem Druck dieser Macht reduzierten einige Städte, Länder und Staaten ihre Steuern oder hoben diese sogar gänzlich auf. In Louisiana trat, in Reaktion auf Bemühungen des Coca-Cola-Konzerns, bspw. 1995 ein Gesetzt in Kraft, welches die vorherige Steuer halbierte und diese aufhob wenn eine Vertragspartei einen Abfüllbetrieb im Wert von 50 Mio. $ oder mehr errichtet. Coca-Cola unterzeichnete einen solchen Vertrag. Dies sollte zwar mehrere hundert neue Arbeitsplätze und jährlich 3 Mio. $ in neue Steuern generieren, der Staat verliert allerdings die jährlichen 15 Mio. $ Steuereinnahmen aus der Getränkesteuer (Vgl. Jacobson & Brownell, 2000). In Maryland führten Drohgebärden des Frito-Lay-Konzerns, keine Fertigungsstätte für Snacks zu errichten, zur Aufhebung der Versteuerung von Snacks; dem Staat entgehen somit jährlich Einnahmen in Höhe von 15 Mio. $ (Vgl. Jacobson &

Brownell, 2000). Würde New York eine 18%ige Umsatzsteuer auf zuckergesüßte Getränke einführen, so drohte PepsiCo, würde der Konzern sein kooperatives Hauptquartier dort schließen. Diese Reaktionen lassen vermuten, dass die Industrie glaubt, eine Steuer würde einen wesentlichen Einfluss auf den Verbrauch haben (Vgl. Brownell, et al., 2009). Neben dieser von der Industrie geprägten Meinung, existieren zwei weitere Einwände gegen die Versteuerung von zuckergesüßten Getränken.

Zudem wird befürchtet, dass arme Menschen besonders von dieser Steuer betroffen wären, da sie ohnehin schon weniger Geld zur Verfügung haben. Zuckergesüßte Getränke sind allerdings für das Überleben nicht notwendig und die ohnehin bessere Alternative Wasser, ist mit wenigen oder gar keinen Kosten verfügbar. Eine Steuererhebung würde folglich, zu einer gewünschten Substituierung von diesen Getränken mit Wasser führen und die Gesundheit verbessern; Menschen die in Armut leben sind am meisten von Krankheiten betroffen, die mit ungesunder Ernährung verbunden sind. Zusätzlich würden hierdurch die Ausgaben für Getränke gesenkt werden (Vgl. Brownell, et al., 2009).

Desweiteren wird argumentiert, dass eine Steuer auf zuckergesüßte Getränke die Adipositas-Krise nicht lösen kann und unnötigerweise auch diejenigen betrifft die kleine Mengen solcher Getränke verbrauchen. Die Einführung der Sicherheitsgurtpflicht in Autos, sowie der Tabaksteuer beseitigten Verkehrsunfälle und Herzkrankheiten nicht, sie führten aber zu einer Verbesserung der Situation. Adipositas wird sich kaum durch ein politisches Eingreifen beseitigen lassen, es ist folglich wichtig, vielfache Gelegenheiten zu schaffen dieses Problem anzugehen. Weiterhin lässt sich ein positiver Einfluss auf die Gesundheit, bereits bei einer Reduzierung der Kalorienaufnahme um ein bis zwei Prozent pro Jahr, in allen Altersgruppen vermuten; die Finanzlast derjenigen die kleine Mengen dieser Getränke verbrauchen wäre damit minimal (Vgl. Brownell, et al., 2009).

Eine national repräsentative Meinungsumfrage ergab, dass eine Steuer von einem Cent pro Pfund auf zuckergesüßte Getränke, Chips und Butter, dessen Einnahmen zur Förderung von gesundheitsorientierten Programmen genutzt werden, von 45% der befragten Erwachsenen unterstützt wird (Vgl. Jacobson & Brownell, 2000). 2008 unterstützten 52% der Einwohner des Staates New York generell eine Steuer auf zuckergesüßte Getränke; sogar 72% befürworteten eine solche Steuer, wenn die Einnahmen für Programme zur Verhinderung von Adipositas bei Kindern und Erwachsenen verwendet werden (Vgl. Brownell, et al., 2009). Die Akzeptanz neuer Steuern ist somit am höchsten, wenn hierdurch die Gesundheit gefördert wird; kleine Steuern sind in diesen Fällen politisch machbar und die so geförderten Programme könnten zur Verbesserung der Gesundheit und somit zu niedrigeren Ausgaben des Gesundheitswesens führen (Vgl. Jacobson & Brownell, 2000).

4. Preiselastizität der Nachfrage

Die Preiselastizität der Nachfrage (auch direkte Preiselastizität der Nachfrage genannt) ist ein dimensionsloses Konstrukt und gibt an, um wie viel Prozent sich die nachgefragte Menge eines Gutes (abhängige Größe) ändert, wenn sich der Preis dieses Gutes (unabhängige Größe) um 1% verändert. Sie wird durch einige Faktoren, wie die Verfügbarkeit des Ersatzes (Substitutionsgüter), das Einkommen des Haushaltes, Verbraucherpräferenzen, die erwartete Dauer der Preisänderung, sowie der Anteil dieses Produktes am Haushaltseinkommen determiniert (Vgl. Andreyeva, et al., 2010). Ist die Nachfrage elastisch, so ist die Änderung der nachgefragten Menge größer als die Preisänderung. Der Wert der Preiselastizität ist somit größer als 1, Nachfrager zeigen eine starke Reaktion auf Preisveränderungen. Konsistent dazu bedeutet eine kleinere Nachfragemengenveränderung, bezogen auf die Veränderung des Preises eine unelastische Nachfrage. In diesem Fall ist der Wert größer als 1 und die Verbraucher zeigen eine schwache Reaktion (Vgl. Andreyeva, et al., 2010; Howe & Ulshöfer, 2011, p. 20). Berechnet wird die Preiselastizität der Nachfrage aus dem Quotienten der prozentualen Änderung der nachgefragten Menge und der des Preises (Vgl. Howe & Ulshöfer, 2011). Steigt der Preis einer Tüte Chips in einem fiktiven Beispiel von 1,0 Euro auf 1,05 Euro (5%) und die nachgefragte Menge sinkt von 10 Tüten auf 9 (10%), so beträgt die Preiselastizität der Nachfrage 2 (10% dividiert durch 5%).

Die Kreuzpreiselastizität oder indirekte Preiselastizität der Nachfrage ist als das Verhältnis zwischen der prozentualen Änderung der nachgefragten Menge eines Gutes (Gut1) zur Änderung des Preises (in %) eines anderen Gutes (Gut 2) definiert. Sie gibt folglich an, um wie viel Prozent sich die nachgefragte Menge von Gut 1 ändert, wenn sich der Preis von Gut 2 um 1% verändert. Mit Hilfe des Quotienten der prozentualen Änderung der nachgefragten Menge für Gut 1, sowie der des Preises für Gut 2, lässt sich die Kreuzpreiselastizität berechnen.

4.1 Bestandsaufnahme vorhandener Studien

Es besteht eine Vielzahl von Studien, die Daten zu Preiselastizitäten verschiedener Lebensmittel liefern. Andreyeva und Kollegen (2010) charakterisierten 16 Nahrungsmittel- und Getränkegruppen, bei welchen sie Schätzungen zu deren Elastizität durchführten. Es

10

zeigte sich, dass alle Preiselastizitäten im Durchschnitt zwischen 0,27 und 0,81 (absolute Werte) und damit unter 1 lagen. Die Preiselastizität der Nachfrage der 16 Gruppen ist folglich unelastisch, was sich konsistent zu den üblichen Erkenntnissen zur Lebensmittelnachfrage verhält. Einige Gruppen waren hierbei unelastischer als andere: Soft Drinks (0,79), Saft (0,76), Fleisch (0,68 – 0,75), Früchte (0,7) und Getreide (0,60) waren weniger elastisch, als Fette und Öle (0,48), Käse (0,44), sowie Zucker und Süßigkeiten (0,34). Am meisten unelastisch waren Eier (0,27). Die Nachfrage nach Essen das auswärts eingenommen wurde, war mit einer Preiselastizität von 0,81 elastischer als die nach Essen das zuhause verzehrt wurde (0,59). Neben Fleisch bezogen sich die analysierten Studien, am meisten auf Milch. Im Durchschnitt ließ sich für die Nachfrage nach Magermilch, 1%ige Milch und Vollmilch eine Preiselastizität zwischen 0,75 und 0,79 feststellen. Milch zählt in den USA als eine der drei Hauptquellen von gesättigtem Fett, eine Substituierung von Vollmilch mit einer weniger fetten Milch wäre damit eine vielversprechende Möglichkeit weniger gesättigte Fette aufzunehmen. Mit Hilfe der Kreuzpreiselastizität ließ sich, bei einer 10%igen Zunahme des Vollmilchpreises, eine Erhöhung um 0,6 bis 5% der Käufe an fettarmer und um 0,1 bis 2,9% an entrahmter Milch feststellen. Verbraucher werden folglich bei einer Preissteigerung bei Vollmilch, mit großer Wahrscheinlichkeit auf die mit niedrigerem Fettanteil umsteigen (Vgl. Andreyeva, et al., 2010).

Weiterhin lassen sich mehrere Studien identifizieren, die statistisch erhebliche Effekte von Preisänderungen auf das Gewicht von Kindern und Jugendlichen zeigen. So zeigte sich bei Kindern die vom Kindergarten bis zur dritten Klasse beobachtet wurden, ein positiver Zusammenhang von Gewichtsänderungen mit dem Preis von Früchten und Gemüse. Ein statistisch signifikanter Zusammenhang mit Preisen von Fleisch, Molkereiprodukten und denen an Imbissen ließ sich jedoch nicht nachweisen. Der BMI dieser Kinder erhöhte sich bis zur dritten Klasse um 0,11 Einheiten, bei Anstieg der Preise für Obst und Gemüse um eine Standardabweichung; dies entspricht einer Preiselastizität von ca. 0,05 (Vgl. Sturm & Datar, 2005). Bei erneuter Überprüfung der Ergebnisse in der fünften Klasse zeigte sich, dass der BMI der Kinder auf die Änderung der Obst- und Gemüsepreise weiterhin empfindlich reagierte. Bei gleichem Anstieg dieser Preise wie zuvor (um eine Standardabweichung), erhöhte sich der BMI der Drittklässler um 0,09 Einheiten und der der Fünftklässler um 0,18 Einheiten. Eine konstante langfristige Wirkung der Preise für Früchte und Gemüse auf das Gewicht von Kindern deutet sich daher an (Vgl. Sturm & Datar, 2008). Desweiteren wiesen Powell und Kollegen (2007) nach, dass Snackpreise einen schwach signifikanten Einfluss auf niedrigere BMI-Ergebnisse bei Acht- bis Zehntklässlern hatten: Die Elastizität betrug hier -0,04. Einen deutlich signifikanteren Einfluss hatten diese Preise jedoch auf eine niedrigere Wahrscheinlichkeit für Übergewicht (-0,59). Diese wesentlich höhere Preiselastizität bezogen auf das Übergewicht, weist darauf hin, dass Personen mit Übergewicht oder Adipositas elastischer auf die Preise reagieren. Anders als in den zuvor genannten Studien konnte kein statistisch bedeutsamer Zusammenhang von Obst- und Gemüsepreisen auf den BMI oder die Adipositas der Jugendlichen festgestellt werden (Vgl. Powell, et al., 2007). Zur näheren Betrachtung der Beziehung zwischen Imbiss-, sowie Obst- und Gemüsepreisen entlang der Streuung des BMIs von Jugendlichen, wurde eine Regressionsanalyse durchgeführt (Vgl. Auld & Powell, 2009). Es zeigte sich zwar, dass sich Nahrungsmittel bei höherem BMI statistisch signifikanter auswirkten, dieser Effekt war allerdings nicht groß: Die Preiselastizität des BMIs bei Snacks lag bei -0,03 und die für Obst und Gemüse bei 0,02. Änderungen der Nahrungsmittelpreise hätten somit wenige Auswirkungen auf normalgewichtige, aber wie erwünscht deutlich größere auf übergewichtige Jugendliche, also diejenigen über dem 80. Quantil der BMI-Streuung (Vgl. Auld & Powell, 2009). Die gezielte Betrachtung der Effekte der Obst-, Gemüse- und Snackpreise auf die männlichen und weiblichen Jugendlichen am 90. und 95. Quantil der Streuung, zeigte dass diese drei- bis fünfmal so hoch waren wie über die gesamte Streuung. So zeigte sich am 90. Quantil eine BMI-Preiselastizität für Preise an Imbissen, von -0,10 bei männlichen und -0,11 bei weiblichen Jugendlichen; am 95. Quantil für Obst- und Gemüsepflanzen von 0,05 (männlich), bzw. 0,06 (weiblich). Die Besteuerung von Imbissen oder die Subventionierung von Obst und Gemüse, so deutet sich an, würde folglich bei Jugendlichen mit hohem Risiko für Übergewicht, die größte Wirkung auf die Reduktion des Gewichtes haben (Vgl. Auld & Powell, 2009).

Die Auswirkungen der Imbiss-, Obst- und Gemüsepreise auf das Gewicht Erwachsener, untersuchten Beydoun und Kollegen (2008). Sich auf den 1994-1996 Continuing Survey of Food Intakes by Individuals (CSFII) stützend, fanden sie allerdings keine Beweise, dass sich Steuern auf Imbisse oder die Subventionierung von Früchten und Gemüse positiv auf das Gewicht auswirkten. Es zeigte sich keine erhebliche statistische Beziehung zwischen den Preisen von Imbissen und der Prävalenz für Adipositas oder zwischen den Preisen und dem BMI. Auch ein Zusammenhang zwischen der Prävalenz für Fettleibigkeit und den Obst- und Gemüsepreisen zeigte sich nicht, wohl aber einer zwischen den Preisen und Personen mit hohem BMI (Vgl. Beydon, et al., 2008).

Zuletzt untersuchten Kim und Kawachi (2006), ob sich ein Unterschied zwischen Staaten mit Steuern in Höhe von mind. fünf Prozent und denen ohne Steuer, im Bezug auf die Prävalenz von Adipositas feststellen lässt. Es zeigte sich zwar ein wirklich schwacher statistischer Beweis (P-Wert = 0,09), dass im Vergleich zu Staaten mit einer Steuer, diejenigen Staaten die ihre Steuer auf zuckergesüßte Getränke oder Snacks aufgehoben haben, eine höhere Wahrscheinlichkeit ($\geq$ 75%) für die Prävalenz von Adipositas hatten; ein genereller, statistisch erheblicher Unterschied zwischen den Staaten ließ sich jedoch nicht ableiten (Vgl. Kim & Kawachi, 2006).

4.2 Bewertung der Ergebnisse

Betrachtet man die vorgestellten Studien und deren Ergebnisse, so lässt sich trotz einiger Abweichungen, ein allgemeiner Trend erahnen: Die Versteuerung ungesunder Lebensmittel wie Snacks oder die Subventionierung von Obst- und Gemüsepreisen, führt zu einer reduzierten Prävalenz für Übergewicht und Adipositas. Zudem weisen die betrachteten Lebensmittelgruppen konsistent zu vorherigen Ergebnissen, eine unelastische Preiselastizität der Nachfrage auf. Im folgenden werden die Ergebnisse im Detail betrachtet und teilweise kritisch hinterfragt.

Die Preiselastizität der Nachfrage nach Milch lag bspw. zwischen 0,75 und 0,79, sie ist daher unelastisch. Trotzdem deuten höhere Elastizitätsschätzungen auf größere Änderungen im Konsum hin, wenn sich die Preise der Güter ändern. Die Erhöhung der Vollmilchpreise könnte also zu einer Reduzierung des Konsums und damit zu weniger Aufnahme von gesättigten Fetten führen.

Die Analysen der Daten der Kinder und Jugendlichen zeigten zwei verschiedene Ergebnisse bezüglich des Zusammenhangs zwischen Obst- und Gemüsepreisen und dem Gewicht der Kinder. Die Studien die nicht auf Querschnittdaten beruhten (Sturm & Datar 2005 & 2008), zeigten eine konstante Wirkung der Preise für Früchte und Gemüse auf das Gewicht, diejenige die Querschnittdaten verwendete (Powell et al. 2007), wies keinen signifikanten Zusammenhang nach. Die Fähigkeit, Schlüsse über potentielle kausale Beziehungen zwischen Preisen und Gewichtsergebnissen zu ziehen, ist bei letzterer aufgrund der Querschnittdaten beschränkt (Vgl. Powell & Chaloupka, 2009). Entlang der BMI-Streuung zeigte sich, dass besonders bei Jugendlichen mit hohem Risiko für Adipositas, Steuern auf Snacks oder Subventionierungen von Obst und Gemüse, eine große Wirkung auf die Reduzierung des Gewichtes hatten.

Die vorgestellte Studie, welche sich mit den Auswirkungen auf Erwachsene befasste, beruht wie bereits erwähnt auf dem Continuing Survey of Food Intakes by Individuals (CSFII). Es zeigten sich keine Beweise, dass eine Steuer oder Subventionierung Einfluss auf das Gewicht hat. Wie bereits bei den Querschnittdaten, lässt sich dieses Ergebnis, aufgrund des breiten Zusammenschlusses der Daten die auf dem Einkommen beruhen und ein kontrollierter Querschnitt über eine sehr große Population sind, nur eingeschränkt werten (Vgl. Powell & Chaloupka, 2009).

Zuletzt lassen die oben genannten Studien den Schluss zu, dass kein genereller statistisch signifikanter Unterschied im Bezug auf die Prävalenz von Adipositas, zwischen Staaten mit und denen ohne einer Steuer besteht.

Zu den bereits erwähnten Problemen der einzelnen Datenerhebungen, wurden die Beweise für die Wirkung von Nahrungsmittelpreisen auf Gewichtsergebnisse teilweise wegen des Mangels an verfügbaren Daten zu den Nahrungsmittelpreisen beschränkt (Vgl. Powell & Chaloupka, 2009). Obwohl Wirtschaftswissenschaftler umfassend den Effekt von Preisänderungen bei Nahrungsmitteln und Getränken veröffentlicht haben, bestehen wesentliche Lücken in der Forschungsbasis welche geschlossen werden müssen (Vgl. Andreyeva, et al., 2010). Weiterhin können Preise für Lebensmittel in Gebieten mit größerer Verfügbarkeit generell kleiner sein als in anderen und somit die Auswirkungen von Preisänderungen verzerren (Vgl. Powell & Chaloupka, 2009).

5. Fazit

Wie in der Einleitung dieser Arbeit aufgeworfen, zeigte sich dass die Adipositasprävalenz durch Steuern verringert werden kann. Da die Reduzierung allerdings nur gering ausfällt, kann die Fettleibigkeitskrise so nicht vollständig beseitigt werden. Eine Steuer auf kalorienreiche und nährstoffarme Lebensmittel ist aber eine Möglichkeit zur Lösung dieser Krise beizutragen. Um dem Leser die Brisanz der Adipositaskrise aufzuzeigen, wurde zunächst Fettleibigkeit als solches definiert und anschließend der Body Mass Index, als Maß zur Klassifizierung von Übergewicht und Adipositas vorgestellt. Besonders die weltweite Verbreitung von Übergewicht, welche seit Jahrzehnten stetig ansteigt, zeigte die Wichtigkeit eines Eingreifens. Obesitas erhöht, als chronische Krankheit mit Komorbiditäten und Folgeerkrankungen, das Mortalitätsrisiko und führt zu hohen Kosten im Gesundheitssystem. Da Übergewicht primär durch den Überkonsum von Kalorien verursacht wird, wurden anschließend ausgesuchte kalorienreiche und nährstoffarme

Lebensmittel, sowie die Versteuerung dieser betrachtet. Der Konsum zuckergesüßter Getränke, welcher in den letzten Jahren international deutlich anstieg, lässt sich positiv mit Körpergewicht der Konsumenten vereinen. Anders als feste Nahrung, tragen diese Getränke nicht zur Hungertilgung bei, sondern führen vor allem bei hohem Verbrauch aufgrund der erhöhten Kalorienzufuhr zur Gewichtszunahme. Es zeigte sich, dass aktuell vierzig Staaten eine Steuer auf mind. eine der Kategorien (Getränke, Süßigkeiten oder Snacks) erheben. Eine Versteuerung zuckergesüßter Getränke, generell oder bei Überschreitung einer Schwelle für Zucker pro Unze, fördern den Wasserverbrauch in der Bevölkerung und liefern einen Ansporn für die Produzenten, die Zuckermenge in den Getränken zu reduzieren. Bisher werden die Einnahmen aus den vorgestellten Steuern nicht zur Gesundheitsförderung eingesetzt; die Akzeptanz neuer Steuern in der Bevölkerung ist allerdings dann am höchsten, wenn die Gesundheit mit ihnen gefördert wird. Mit Hilfe der Preiselastizität der Nachfrage ließ sich aufzeigen, dass generell eine Versteuerung ungesunder oder eine Subventionierung gesunder Lebensmittel, wie Obst und Gemüse zu einer Reduktion des Adipositasvorkommen führt. Bei Kindern und Jugendlichen zeigte sich eine konstante Wirkung der Obst- und Gemüsepreise auf das Gewicht. Der Einfluss einer Steuer auf ungesunde Lebensmittel war bei denjenigen mit einem hohen Risiko für Fettleibigkeit am größten. Da der Vergleich von Staaten mit einer Mindeststeuer von 5% und denen die keine Steuer erheben, keine Auswirkungen dieser auf die Adipositasprävalenz der einzelnen Staaten zeigte, lässt sich der Schluss ziehen, dass eine höhere Steuer empfehlenswert wäre. Die Ergebnisse zeigen, dass es sich lohnt weitere Studien zu diesem Themenbereich durchzuführen und mit Hilfe der bereits bestehenden Ergebnisse die Diskussion über eine Versteuerung von ungesunden Lebensmitteln auch in der Bundesrepublik Deutschland voran zu treiben. Wie sich bereits in den USA zeigte, wäre eine spezifische Verwendung der möglichen zu erzielenden Einnahmen für gesundheitsfördernde Programme, förderlich um Akzeptanz in der Bevölkerung zu erhalten.

6. Bibliographie

Andreyeva, T., Long, M. W. & Brownell, K. D., 2010. The Impact of Food Prices on Consumption: A Systematic Review of Research on the Price Elasticity of Demand for Food. *American Journal of Public,* 100(2), pp. 216-222.

Appel, L. J. et al., 2005. Effects of protein, monounsaturated fat, and carbohydrate intake on blood pressure and serum lipids: results of the OmniHeart randomized trial. *American Medical Association,* 294(19), pp. 2455-2464.

Auld, M. C. & Powell, L. M., 2009. Economics of Food Energy Density and Adolescent Body Weight. *Economica,* Band 76, pp. 719-740.

Beydon, M. A., Powell, L. M. & Wang, Y., 2008. The Association of Fast Food, Fruit and Vegetable Prices with Dietary Intakes among US Adults: Is There Modification by Family income?. *Social Scinece & Medicine,* 66(11), pp. 2218-2229.

Bhattacharya, J. & Sood, N., 2011. Who Pays for Obesity?. *Journal of Economic Perspectives - Volume 25, Number 1,* p. 139–158.

Bleich, S., Cutler, D., Murray, C. & Adams, A., 2008. Why Is the. *Annual Review of Public Health 29,* pp. 273-295.

Bramlage, D. P., 2008. Epidemiologie und Komorbiditäten der Adipositas in Deutschland. *Der Diabetologe,* Juli, 4(4), pp. 259-265.

Brownell, K. D. et al., 2009. The Public Health and Economic Benefits of Taxing Sugar-Sweetened Beverages. *New England Journal of Medicine,* 361(16), pp. 1599-1605. Caraher, M. & Cowburn, G., 2005. Taxing Food: Implications for Public Health Nutrition. *Public Health Nutrition,* 8(8), pp. 1242-1249.

Chriqui, J. et al., 2008. States Sales Tax Rates for Soft Drinks and Snacks Sold through Grocery Stores and Vending Machines. *Journal of Public Health Policy,* Band 29, pp. 226-249.

DGE, 2011. *Kommentar zu den Diskussionsbeiträgen zur „Evidenzbasierten Leitlinie zur Kohlenhydratzufuhr und Prävention ernährungsmitbedingter Krankheiten.* [Online] Available at: http://www.dge.de/pdf/ws/ll-kh/Kommentar-zu-den-Diskussionsbeitraegen.pdf [Zugriff am 3 Dezember 2012].

French, S. et al., 2001. Pricing and Promotion Effects on Low-Fat Vending Snack Purchase: The CHIPS Study. *American Journal of Public Health,* 91(1), pp. 112-117. Gellner, D. R. & Domschke, W., 2008. Epidemiologie der Adipositas. *Der Chirurg,* September, 79(9), pp. 807-818.

Hauner, H., 1996. Gesundheitsrisiken von Übergewicht und Gewichtszunahme. *Deutsches Ärzteblatt 93, Heft 51–52,* 23 Dezember, pp. 35-39.

Hauner, H. et al., 2007. *Prävention und Therapie der Adipositas - Version 2007,* s.l.: s.n.
Howe, M. & Ulshöfer, W., 2011. *Volkswirtschaftslehre Wirtschaftsgymnasium - Jahrgang 1 und 2.* 2. Auflage Hrsg. Köln: Bildungsverlag EINS GmbH.

Jacobson, M. F. & Brownell, K. D., 2000. Small Taxes on Soft Drinks and Snack Foods to Promote Health. *American Journal of Public Health,* Juni.pp. 854-857.

James, J., Thomas, P., Cavan, D. & Kerr, D., 2004. Preventing childhood 16. obesity by reducing consumption of carbonated drinks: cluster randomised controlled trial. *BMJ,* Band 328, pp. 1236-1239.

Jeffery, R. W., French, S. A., Raether, C. & Baxter, J. E., 1994. An Environmental Intervention to Increase Fruit und Salad Purchases in a Cafeteria. *Preventive Medicine,* 23(6), pp. 788-792.

Kickbusch, I., 2006. *Die Gesundheitsgesellschaft Megatrends der Gesundheit und deren Konsequenzen für Politik und Gesellschaft.* Gamburg: Verlag für Gesundheitsförderung.
Kiefer, I., Kunze, M. & Rieder, A., 2001. Epidemiologie der Adipositas. *Journal für Ernährungsmedizin,* Issue 3 (1), pp. 17-19.

Kim, D. & Kawachi, I., 2006. Food Taxation and Pricing Strategies to "Thin Out" the Obesity Epidemic. *American Journal of Preventive Medicine,* 30(5), pp. 430-437.
Knoll, K.-P. & Hauner, H., 2008. Kosten der Adipositas in der Bundesrepublik Deutschland. *Adipositas – Ursachen, Folgeerkrankungen, Therapie,* Issue 4, pp. 204-210.

Laessle, P. D. p. G. R. & Lehrke, D. r. n. S., 2009. *Adipositas im Kindes- und Jugendalter. Basiswissen und Therapie.* Heidelberg: Springer Medizin Verlag.
Leicester, A. & Windmeijer, F., 2004. The "Fat Tax": Economic Incentive to Reduce Obesity. *Briefing Note 4,* pp. 1-19.

Ludwig, D., Peterson, K. & Gortmaker, S., 2001. Relation between consumption of sugar-sweetened drinks and childhood obesity: a prospective, observational analysis. *The Lancet,* Band 357, pp. 505-508.

McElroy, W., 2000. [Online]
Available at: http://www.lewrockwell.com/mcelroy/mcelroy16.html
[Zugriff am 3 Dezember 2012].

Powell, L. & Chaloupka, F., 2009. Food prices and obesity: evidence and policy implications for taxes and subsidies. *Milbank Quarterly,* Band 87(1), pp. 229-257.
Powell, L. M. et al., 2007. Acess to Fast Food and Food Prices: Relationship with Fruit and Vegetable Consumption and Overweight among Adolescents. *Advances in Health Economics and Health Services Research,* Band 17, pp. 23-48.

Rubner-Institut, M., 2008. *Nationale Verzehrsstudie II - Ergebnisbericht Teil 1,* Karlruhe: Max Rubner-Institut.

Sturm, R. & Datar, A., 2005. Body Mass Index in Elementary School Children, Metropolitan Area Food Prices and Food Outlet Density. *Public Health,* 119(12), pp. 1059-1068.

Sturm, R. & Datar, A., 2008. Food Prices and Weight Gain during Elementary School: 5-Year Update. *Public Health,* 122(11), pp. 1140-1143.

WHO, 2000. *Obesity: preventing and managing the global epidemic. WHO Technical Report Series 894.* Genf: s.n.

WHO, 2012. [Online]
Available at:
http://www.euro.who.int/en/what-we-do/health-topics/noncommunicable-diseases/obesity/facts-and-figures
[Zugriff am 2 Dezember 2012].

WHO, kein Datum [Online]
Available at: http://apps.who.int/bmi/index.jsp?introPage=intro_3.html
[Zugriff am 1 Dezember 2012].

Wiesner, S., 2008. Epidemiologie der Adipositas. In: *Handbusch Essstörungen und Adipositas.* s.l.:Springer Verlag, pp. 255-258.

Willich, S. N. et al., 2001. Epidemiologische, genetische und therapeutische Aspekte der Adipositas. *Bundesgesundheitsblatt - Gesundheitsforschung - Gesundheitsschutz,* pp. 960-965.

Wirth, P. D. m. A., 2003. *Adipositas-Fibel.* Heidelberg: Springer Medizin Verlag.